48 Recetas De Comidas Rápidas Y Efectivas Para La Resaca:

Recupérese Rápida Y Naturalmente Usando Estas Poderosas Recetas

Por

Joe Correa CSN

DERECHOS DE AUTOR

Esta publicación está diseñada para proveer información precisa y autoritaria respecto al tema en cuestión. Es vendido con el entendimiento de que ni el autor ni el editor están envueltos en brindar consejo médico. Si éste fuese necesario, consultar con un doctor. Este libro es considerado una guía y no debería ser utilizado en ninguna forma perjudicial para su salud. Consulte con un médico antes de iniciar este plan nutricional para asegurarse que sea correcto para usted.

RECONOCIMIENTOS

Este libro está dedicado a mis amigos y familiares que han tenido una leve o grave enfermedad, para que puedan encontrar una solución y hacer los cambios necesarios en su vida.

48 Recetas De Comidas Rápidas Y Efectivas Para La Resaca:

Recupérese Rápida Y Naturalmente Usando Estas Poderosas Recetas

Por

Joe Correa CSN

CONTENIDOS

ACERCA DEL AUTOR

Luego de años de investigación, honestamente creo en los efectos positivos que una nutrición apropiada puede tener en el cuerpo y la mente. Mi conocimiento y experiencia me han ayudado a vivir más saludablemente a lo largo de los años y los cuales he compartido con familia y amigos. Cuanto más sepa acerca de comer y beber saludable, más pronto querrá cambiar su vida y sus hábitos alimenticios.

La nutrición es una parte clave en el proceso de estar saludable y vivir más, así que empiece ahora. El primer paso es el más importante y el más significativo.

INTRODUCCION

48 Recetas De Comidas Rápidas Y Efectivas Para La Resaca: Recupérese Rápida Y Naturalmente Usando Estas Poderosas Recetas

Por Joe Correa CSN

Hay una forma simple de recordar qué tipos de comidas pueden ayudarlo a recuperarse de la resaca. Son las comidas que su abuela habría reconocido como comestibles: frutas, vegetales, pollo, etc. Nada muy endulzado, con sabor artificial, o substancia de una caja similar a comida. Estas son algunas de las características más importantes de comidas que tienen que estar en su plato.

Si generalmente tiene un golpe de energía y luego una decaída luego de comer algo amiláceo o azucarado, usted probablemente debe prestar atención a la forma en que su cuerpo maneja el azúcar. Decaídas en el azúcar en sangre pueden incrementar los efectos del alcohol. Puede ser que un bajo contenido de azúcar desencadene los síntomas de la resaca y el impulso de beber aún más. Afortunadamente, los niveles de azúcar en sangre responden rápidamente a cambios en las elecciones alimenticias.

Solo es necesario saber qué comidas tienen mayor impacto en la glucosa en sangre. Una vez que entienda esto, será simple determinar que un vaso de jugo de naranja, que es muy dulce y se absorbe rápidamente en el sistema, tendrá un índice glicémico más alto que un tallo de brócoli crudo, que no es dulce y lleva tiempo digerir.

Salvo que esté comiendo tallos de caña de azúcar, el azúcar que generalmente ingiere es del tipo refinada. El azúcar blanco no contiene vitaminas, minerales o fibras, solo carbohidratos. Lo mismo ocurre con el jarabe de maíz alto en fructosa. Mire las etiquetas de los paquetes de comida que compra y lo encontrará en todas las cosas horneadas y cereales. El jarabe de fructosa es peor para los niveles de colesterol que las grasas saturadas, incrementa la pérdida ósea y contribuye a un hígado con grasa. Para satisfacer su diente dulce, coma fruta.

Debe ser fresco

Las frutas y vegetales frescos le dan a su cuerpo fibras, vitaminas y minerales que pueden ayudarlo en su proceso de recuperación.

Sin procesar y sin refinar

Las comidas sin procesar ni refinar son la clave para una recuperación rápida. Le dan a su cuerpo vitaminas y minerales que podrían volverse deficientes con el abuso de alcohol. También sean, probablemente, libres de muchos de los químicos encontrados en los productos procesados, que pueden dañar el hígado mientras trabaja intensamente para desintoxicar estas substancias.

Colorida

Muchos nutrientes en las comidas son en realidad pigmentos. Esa es la razón por la que los tomates son rojos y los arándanos azules. Comiendo un amplio rango de colores, desde rojo, naranja y amarillo a verde o azul/violeta, le da una buena mezcla de estos Fito-nutrientes, compuestos químicos que las plantas producen y que les dan color, fragancia y sabor. Son necesarios para la recuperación ya que funcionan como antioxidantes, reducen la inflamación, y fortalecen la capacidad del cuerpo de desintoxicar substancias dañinas.

Orgánica

Dele un respiro a su hígado y pruebe la comida orgánica. Después de todo, este órgano ocupado ya ha sufrido suficiente desintoxicando el alcohol que ha ingerido.

En este libro usted encontrará muchos ingredientes diferentes para sus necesidades diarias de cocción. Pruébelos hoy y vea lo que una dieta balanceada puede hacer para su recuperación de la resaca.

48 RECETAS DE COMIDAS RÁPIDAS Y EFECTIVAS PARA LA RESACA: RECUPÉRESE RÁPIDA Y NATURALMENTE USANDO ESTAS PODEROSAS RECETAS

Recetas de Desayunos

1.   Pan Delicioso con Nuez

Ingredientes:

1 cucharada de miel

½ taza de nueces molidas

2 tazas de harina de almendra

1 cucharada de extracto de vainilla

1 taza de crema agria

½ cucharadita de sal marina

1 cucharadita de bicarbonato de sodio

2 cucharadas de aceite de coco

Preparación:

Poner la miel, crema agria, nueces y extracto de vainilla en una procesadora, y pulsar por 40 segundos.

Verter la mezcla en un tazón y añadir la harina, bicarbonato de sodio y sal. Revolver con un tenedor o batidora eléctrica hasta obtener una masa suave.

Verter el aceite de coco en una fuente de hornear. Precalentar el horno a 250 grados. Cocinar por 40 minutos y dejar reposar por 2 horas antes de servir.

El sabor dulce de este pan es perfecto para el desayuno.

Información nutricional por porción: Kcal: 90 Proteínas: 1.1g, Carbohidratos: 11.2g, Grasas: 4.2g

2.   Panqueques Repletos de Almendra

Ingredientes:

1 taza de harina de almendra

½ taza de almendras molidas

½ taza de leche

1 taza de leche de almendra

½ taza de agua

Sal

Una pizca de canela

1 cucharada de aceite de oliva

Preparación:

Hacer una masa suave con harina de almendra, almendras, leche, leche de almendra, sal y agua, utilizando una batidora eléctrica. Añadir cancela y freír por 3-4 minutos de cada lado. Cubrir con jarabe de frutillas, arándanos frescos o rodajas de banana para servir.

Información nutricional por porción: Kcal: 150 Proteínas: 6.3g, Carbohidratos: 4.4g, Grasas: 13.5g

3.   Avena con Mantequilla de Maní

Ingredientes:

1 taza de amaranto, cocido

1 taza de leche de almendra sin endulzar

2 cucharadas de mantequilla de maní orgánica

1 cucharada de jarabe de frutilla

1 cucharadita de canela

Preparación:

Poner los ingredientes en un tazón y revolver bien hasta obtener una mezcla suave. Añadir agua de ser necesario. Verter la mezcla en un vaso y refrigerar por la noche.

Información nutricional por porción: Kcal: 278 Proteínas: 10.3g, Carbohidratos: 35.5g, Grasas: 10.2g

4.   Omelette de Ananá con Almendras

Ingredientes:

3 rodajas gruesas de ananá, sin piel

2 huevos

½ taza de almendras, molidas

½ cucharadita de sal marina

Preparación:

Romper los huevos en un tazón y batir bien. Añadir las almendras y sazonar con sal.

Usar una sartén antiadherente para freír las rodajas de ananá, 2-3 minutos de cada lado. Reducir el fuego al mínimo y añadir la mezcla de huevo. Cocinar por unos minutos más, revolviendo constantemente. Remover del fuego y servir.

Información nutricional por porción: Kcal: 185 Proteínas: 4.4g, Carbohidratos: 4.8g, Grasas: 10.3g

5. Sándwich de Palta

Ingredientes:

2 rodajas gruesas de palta, sin carozo

½ taza de champiñones frescos

4 hojas de lechuga, lavada

Preparación:

Calentar una sartén antiadherente. Cortar los champiñones por la mitad y añadirlos. Cocinar por 3-4 minutos a fuego medio, hasta que el agua evapore. Remover de la sartén y dejar enfriar. Usar las rodajas de palta para preparar un sándwich sabroso.

Información nutricional por porción: Kcal: 296 Proteínas: 14g, Carbohidratos: 36.1g, Grasas: 16.4g

6.   Panqueques de Leche de Coco con Frutillas

Ingredientes:

1 vaso de leche de coco

2 huevos, batidos

½ taza de crema batida

1 vaso de agua

½ cucharadita de sal

1 taza de harina de trigo

½ taza de nueces molidas

½ taza de frutillas, en trozos

Aceite para freír

Preparación:

Mezclar la leche de coco, huevos, crema batida y agua en un tazón, usando una batidora eléctrica. Añadir la harina y sal y continuar mezclando. Agregar las nueces. Calentar el aceite a fuego medio. Usar ¼ taza de la mezcla para cada panqueque. Freír hasta que dore de ambos lados. Cubrir con frutillas.

Información nutricional por porción: Kcal: 630 Proteínas: 23.4g, Carbohidratos: 86.1g, Grasas: 22.5g

7.   Delicia Crujiente de Almendra

Ingredientes:

1 taza de Yogurt griego

½ taza de arándanos congelados

¼ taza de almendras enteras

1 cucharada de azúcar

Preparación:

Combinar los ingredientes en una licuadora y mezclar por 30 segundos. Verter la mezcla en un vaso alto y dejar en el refrigerador por 1 hora.

Información nutricional por porción: Kcal: 289 Proteínas: 11.6g, Carbohidratos: 46.3g, Grasas: 7.9g

8.   Panqueques de Banana

Ingredientes:

1 taza de banana en rodajas

½ taza de harina de arroz

½ taza de leche descremada

½ taza de leche de almendra

3 cucharadas de azúcar negra

1 cucharadita de extracto de vainilla

2 huevos

1 cucharada de Aceite de oliva

Preparación:

Combinar la banana, harina de arroz, leche descremada y leche de almendra en un tazón, y mezclar con una batidora eléctrica. Cubrir y dejar reposar 15 minutos.

En otro tazón, mezclar la crema de almendra con azúcar, extracto de vainilla y huevos. Batir con un tenedor hasta obtener una mezcla espumosa. Dejar a un lado.

Verter aceite de oliva en una sartén. Usar ¼ taza de la mezcla para cada panqueque. Freír por 2-3 minutos de cada lado. Esta mezcla le dará 8 panqueques.

Poner 1 cucharada de la mezcla de crema de almendra sobre cada panqueque y servir.

Información nutricional por porción: Kcal: 276 Proteínas: 4.2g, Carbohidratos: 55.8g, Grasas: 2.9g

9.   Batido de Quínoa

Ingredientes:

1 taza de quínoa, cocida

1 banana

½ taza de frutillas

1 taza de yogurt bajo en grasas

1 taza de leche descremada

1 cucharadita de varas de vainilla molidas

1 cucharadita de miel

Preparación:

Combinar los ingredientes en una licuadora y mezclar por unos minutos. Dejar enfriar en la nevera.

Información nutricional por porción: Kcal: 151 Proteínas: 3.1g, Carbohidratos: 35.4g, Grasas: 1.8g

Recetas de Almuerzos

10.   Burritos de Carne Sencillos

Ingredientes:

2 libras de filete de falda

1 cebolla mediana, en trozos finos

4 dientes de ajo, aplastados

1 pimiento verde mediano, en cubos

5oz salsa de pimienta picante

1 cucharadita de sal

½ cucharadas de Pimienta cayena

1 cucharada de perejil, en trozos finos

3 cucharadas de aceite de oliva extra virgen

Otros:

10 tortillas de harina

2 tomates maduros, en rodajas

10 Hojas de lechuga iceberg, ralladas

1 taza de queso cheddar rallado

¾ taza de maíz dulce

Preparación:

Calentar el aceite de oliva en una sartén grande a fuego medio/alto. Dorar la carne de ambos lados y remover del fuego.

Transferir a una olla a presión y añadir la cebolla, ajo, perejil y ají picante. Sazonar con sal, pimienta cayena, y añadir la salsa de pimienta picante. Agregar agua hasta cubrir la mitad de los ingredientes (unas 3 tazas).

Reducir el fuego al mínimo, sellar la tapa y cocinar por 5 horas. Verificar ocasionalmente que haya suficiente agua.

Luego de 5 horas, remover la tapa y continuar cocinando hasta que toda el agua se haya evaporado. Remover y dejar enfriar.

Cortar la carne en rodajas finas y transferir a un plato. Calentar las tortillas en el microondas por 1 minuto. Poner carne sobre cada tortilla, y añadir tomate, lechuga, maíz dulce y cheddar.

Consejo:

Rociar con chile molido, polvo de ajo, pimienta cayena u otra especia antes de servir.

Información nutricional por porción: Kcal: 431 Proteínas: 26.9g, Carbohidratos: 33.4g, Grasas: 20g

11. Tacos de Pollo y Frijoles Negros

1 ½ libras de pechuga de pollo, sin hueso ni piel

2 tomates maduros, sin piel y en rodajas

2 dientes de ajo, aplastados

½ taza apio picado

2 cucharadas de pasta de tomate

¼ taza de jugo de lima fresco

½ cucharadita de sal

2 cucharadita de Pimienta cayena

¼ cucharadita de pimienta negra, molida

2 cucharadas de aceite de oliva extra virgen

Otros:

1 (15 onzas) lata de frijoles negros, lavados

1 cebolla mediana, en trozos finos

1 taza de lechuga, rallada

1 tomate grande, en trozos finos

1 (7 onzas) lata de salsa verde

½ cucharadita polvo de chile

½ cucharadita de sal

6 masas de taco

2 cucharadas de aceite de oliva extra virgen

Preparación:

Combinar los tomates, ajo, apio, pasta de tomate, jugo de lima, sal, pimienta cayena, pimienta negra y aceite de oliva en una olla a presión. Poner el pollo encima y añadir agua hasta cubrir 1/3 de la carne. Poner el fuego al mínimo, sellar la tapa y cocinar por 3 horas.

Cuando la carne ablande, remover la tapa y subir el fuego al máximo. Continuar cocinando hasta que el agua evapore. Dejar reposar.

Trozar la pechuga de pollo en trozos del tamaño de un bocado y dejar a un lado.

Calentar 2 cucharadas de aceite de oliva en una sartén mediana. Añadir la cebolla y freír hasta que trasluzca. Agregar los frijoles negros, salsa verde, polvo de chile y sal. Reducir el fuego al mínimo y cocinar por 10 minutos, hasta que espese.

Servir la mezcla de salsa verde con el pollo, masas de taco, tomate y lechuga:

Consejo:

Si está apurado, poner el fuego al máximo en la olla a presión y cocinar por 1 hora.

Información nutricional por porción: Kcal: 266 Proteínas: 28.8g, Carbohidratos: 11.8g, Grasas: 11g

12.   Pechuga de Pollo al Ajo

Ingredientes:

6 libras pechuga de pollo

1 ½ tazas de caldo de pollo

1/8 cucharada pimienta

2 dientes de ajo molidos

½ cucharada polvo de ajo

Preparación:

Tomar una olla a presión y poner la pechuga de pollo en ella. Añadir el caldo, polvo de ajo y pimienta. Rociar con los dientes de ajo molidos. Poner el fuego al mínimo, sellar la tapa y cocinar de 4 a 6 horas.

Información nutricional por porción: Kcal: 199 Proteínas: 18.6g, Carbohidratos: 2g, Grasas: 12.8g

13.   Semillas de Chía – de Forma India

Ingredientes:

1 taza de semillas de chía

1 taza de crema baja en grasas

2 dientes de ajo, en trozos

1 cucharadita de jengibre molido

¼ cucharadita de sal

2 ajíes picantes pequeños

1 cebolla pequeña, en trozos

Preparación:

Hervir 3 tazas de agua. Poner las semillas de chía y cocinar por 30 minutos a fuego mínimo. Añadir las especias y mezclar bien. Cocinar por 5-10 minutos más, revolviendo constantemente. Cubrir con crema baja en grasas.

Información nutricional por porción: Kcal: 211 Proteínas: 9.6g, Carbohidratos: 18.6g, Grasas: 14.1g

14.   Sopa de Garbanzos y Chile

Ingredientes:

2 cucharadita de semillas de comino

½ taza de copos de chile

½ taza de lentejas

1 cucharada de aceite de oliva

1 cebolla morada, en trozos

3 tazas de caldo vegetal

1 taza de lata de tomates, enteros o en trozos

½ taza de garbanzos

puñado pequeño de cilantro, en trozos

4 cucharadas de Yogurt griego, para servir

Preparación:

Calentar una sartén grande a fuego medio. Añadir las semillas de comino y copos de chile. Cocinar por un minuto. Reducir el fuego y añadir la cebolla, lentejas, caldo y tomate. Cocinar por 15 minutos o hasta que las lentejas ablanden.

Transferir a una procesadora y pulsar hasta obtener un puré. Verter de nuevo en la sartén, añadir los garbanzos y calentar.

Sazonar con sal y pimienta y añadir cilantro. Cubrir con yogurt antes de servir.

Información nutricional por porción: Kcal: 244 Proteínas: 14.2g, Carbohidratos: 37.6g, Grasas: 5.1g

15.   Legumbres Frescas – a la Mexicana

Ingredientes:

1 ½ tazas de legumbres frescas, en trozos

1 ½ cucharadas de polvo de chile rojo o una cucharada de Pimienta cayena

1 ½ cucharadas de copos de cebolla o 1 cucharada de polvo de cebolla

¾ cucharadita de orégano

¾ cucharadita de polvo de ajo

¾ cucharadita de comino molido

¾ cucharadita de sal

3 tazas de agua para empezar (agregar más durante la cocción)

Preparación:

Remojar las legumbres la noche anterior. Lavarlas y colarlas. En una sartén grande, verter las legumbres y añadir 3 tazas de agua. Agregar las especias y cocinar a fuego medio hasta que ablanden. Deberá agregar más agua mientras cocina. Esto llevará unos 45 minutos. Hacerlas puré al finalizar la cocción si lo desea.

Información nutricional por porción: Kcal: 500 Proteínas: 38.6g, Carbohidratos: 98.6g, Grasas: 1.9g

16.   Chile de Pollo Sureño

Ingredientes:

4 (4 onzas) pechuga de pollo en mitades

1 (15 onzas) lata de frijoles pinto

3 tomates grandes, sin piel y en trozos finos

1 pimiento verde mediano, en rodajas

1 taza de cebollas picadas

2 dientes de ajo, aplastados

2 cucharadas de harina de maíz

2 cucharadita de comino molido

1 cucharada de polvo de chile

¼ taza de cheddar rallado

2 cucharadas de aceite vegetal

½ cucharadita de sal

Preparación:

Calentar el aceite en una sartén a fuego medio. Añadir las cebollas y ajo. Freír hasta que trasluzcan. Remover del fuego y transferir a una olla profunda.

En un tazón grande, combinar la harina de maíz con comino, chile y sal. Poner la carne en el tazón y sacudir para cubrir. Transferir a la olla.

Añadir los ingredientes restantes y 1 taza de agua. Cubrir y poner el fuego al mínimo. Cocinar por 50 minutos.

Información nutricional por porción: Kcal: 284 Proteínas: 29.3g, Carbohidratos: 21.8g, Grasas: 4.1g

17. Pollo Tex-Mex

Ingredientes:

1 libra de pechuga de pollo, sin hueso ni piel, en tiras grandes

1 taza de frijoles pinto secos

1 taza de maíz congelado

2 pimientos rojos, en rodajas

2 cebollas de verdeo, en rodajas

2 cucharadas de harina común

1 taza de salsa mediana

½ cucharadita de sal

1 cucharada de Pimienta cayena

1 taza de crema agria

¼ taza de perejil fresco, en trozos finos

Preparación:

Combinar los frijoles, pimientos, cebollas de verdeo, harina y salsa en una olla a presión.

Sazonar la carne con sal y pimienta cayena, y poner encima de la mezcla de vegetales. Añadir agua hasta cubrir 1/3 de la mezcla.

Tapar y cocinar por 1 hora al mínimo. Servir con 2 cucharadas de crema agria y perejil picado.

Hágalo diferente:

Precalentar el horno a 350 grados. Luego de que la carne ablande en la olla a presión, transferir todo a una fuente. Hornear por 30 minutos, o hasta que la carne ennegrezca y esté crujiente. Servir con crema agria y perejil.

Información nutricional por porción: Kcal: 408 Proteínas: 42.9g, Carbohidratos: 18.3g, Grasas: 18.6g

18.   Horneado Mexicano de Carne, Arroz y Frijoles

Ingredientes:

2 libras de carne molida magra

1 taza de arroz de grano largo

15 onzas frijoles negros, cocidos

15 onzas tomates asados

½ taza maíz dulce

1 pimiento verde, en trozos finos

1 pimiento rojo, en trozos finos

2 cebollas medianas, sin piel y en trozos finos

2 tazas de caldo de pollo

1 cucharadita de sal

1 cucharada de polvo de chile

2 cucharadas de aceite vegetal

¼ taza perejil fresco, en trozos finos

½ taza crema agria

Preparación:

Calentar el aceite a fuego medio/alto en una sartén grande. Añadir las cebollas y freír hasta que trasluzcan. Agregar el pimiento verde, pimiento rojo y carne molida. Revolver bien para combinar y continuar cocinando por 5 minutos. Transferir a una olla profunda.

Agregar los ingredientes restantes y tapar. Cocinar por 1 hora a fuego medio/bajo.

Cubrir con crema agria y perejil fresco antes de servir.

Información nutricional por porción: Kcal: 384 Proteínas: 19.1g, Carbohidratos: 40.3g, Grasas: 16.7g

19.   Sándwich de Carne

Ingredientes:

2 libras asado de ternera

1 cucharadita de polvo de ajo

1 cucharadita de polvo de romero

2 cucharadita de azúcar

1 ½ taza de jugo de manzana fresco

2 tazas de caldo de carne

½ cucharadita polvo de chile

6 panes de hamburguesa

Preparación:

Combinar el jugo de manzana, caldo de carne, polvo de ajo, polvo de romero, polvo de chile y azúcar en un tazón mediano. Revolver para combinar.

Poner la carne en una olla profunda y verter la mezcla de carne encima. Poner el fuego al mínimo, cubrir y cocinar hasta que ablande.

Luego de 1 hora, remover la carne de la olla. Mantener el líquido. Cortar la carne en rodajas finas y dividir en 6 panes. Servir con el líquido basado en vino para remojar.

Consejo:

Servir con pepinillos en rodajas o lechuga fresca.

Información nutricional por porción: Kcal: 420 Proteínas: 42.2g, Carbohidratos: 27.1g, Grasas: 16.4g

20. Stroganoff de Carne

Ingredientes:

2 libras de carne de estofado

2 cucharadas de aceite de oliva

2 cebollas grandes, en trozos finos

1 diente de ajo, aplastado

1 taza de champiñones, en rodajas

½ taza de Gorgonzola, en trozos

1 ½ taza de crema agria

½ cucharadita de sal

½ cucharadita de pimienta

¼ taza de agua

3 tazas de arroz cocido

Preparación:

Combinar los ingredientes, excepto la crema agria, en una olla a presión. Cubrir y cocinar por 3 horas al mínimo.

Si pone el fuego al máximo, puede reducir el tiempo de cocción a 1 hora.

Añadir la crema agria y servir.

Información nutricional por porción: Kcal: 330 Proteínas: 19.9g, Carbohidratos: 22.7g, Grasas: 18.4g

21.   Sopa de Hamburguesa

Ingredientes:

1 libra de carne molida magra

1 cebolla grande, sin piel y en rodajas

2 tazas de frijoles verdes cocidos

2 zanahorias grandes, en rodajas

2 papas medianas, en trozos

2 tomates grandes, sin piel y en trozos finos

1 cucharada de pasta de tomate

3 tazas de agua

1 cucharadita de sal

½ cucharadita de pimienta

2 cucharadas de aceite vegetal

Preparación:

Calentar el aceite en una sartén grande a fuego medio/alto. Añadir la cebolla y freír por unos minutos, o hasta que trasluzca. Agregar la carne molida, sal y pimienta. Continuar cocinando hasta que dore. Remover del fuego y transferir a una olla.

Añadir las papas, frijoles verdes, zanahorias, tomates y 1 cucharada de pasta de tomate. Verter el agua encima y tapar. Cocinar por 45 minutos a fuego medio/alto.

Información nutricional por porción: Kcal: 165 Proteínas: 13.9g, Carbohidratos: 14.8g, Grasas: 6.5g

22.   Pasta Horneada con Brócoli y Carne

Ingredientes:

14 onzas carne molida magra

17 onzas pasta seca

12 onzas broccoli, en rodajas

½ taza pasta de tomate

1 cucharada de azúcar

1 cucharadita orégano seco

½ cucharadita sal

¼ taza aceite de oliva

½ taza de Queso cheddar, rallado

Preparación:

Combinar la pasta de tomate con el azúcar, orégano y 4 cucharadas de aceite de oliva. Revolver bien.

Calentar el aceite de oliva a fuego medio/alto. Añadir la carne molida, sazonar con sal y cocinar hasta que ennegrezca, revolviendo constantemente. Remover del fuego. Poner el brócoli en el fondo de una olla profunda. Añadir la pasta seca, carne molida y mezcla de pasta de tomate.

Cubrir y cocinar hasta que la pasta ablande. Remover del fuego y rociar con cheddar rallado. Cubrir nuevamente y dejar que el queso se derrita.

Servir caliente.

Consejo:

Cubrir con crema agria o yogurt griego.

Información nutricional por porción: Kcal: 342 Proteínas: 28.4g, Carbohidratos: 37.3g, Grasas: 8.8g

23. Ziti Horneada

Ingredientes:

1 caja (16 onzas) pasta Ziti

4 tomates maduros grandes, sin piel y en trozos

3 dientes de ajo, aplastados

1 cucharadita orégano seco

2 cucharadita azúcar

½ taza jugo de manzana fresco

½ cucharadita sal

3 cucharadas de aceite de oliva

Preparación:

Calentar el aceite de oliva a fuego medio y añadir el ajo. Freír por unos minutos y añadir el tomate, orégano, azúcar, sal y manteca. Revolver bien y reducir el fuego. Cocinar hasta que ablande. Transferir a una olla y cubrir con la pasta. Añadir el jugo de manzana y 1 taza de agua. Cocinar hasta que ablande.

Información nutricional por porción: Kcal: 316 Proteínas: 19.4g, Carbohidratos: 30.8g, Grasas: 12.9g

24.   Scaloppini de Pollo en Salsa Cremosa

Ingredientes:

2 pechugas de pollo en mitades, sin hueso ni piel

¼ taza de manteca

1 diente de ajo, aplastado

1 cucharadita de orégano seco

¼ taza de jugo de lima fresco

1 taza de champiñones, en rodajas

½ taza de Queso gorgonzola, en trozos

1 taza de crema agria

3 cucharadas de Queso parmesano, rallado

½ cucharadita de sal

½ taza de harina común

1 cucharada de azúcar

½ taza de vinagre de jerez

Preparación:

En un tazón pequeño, combinar la harina con la crema agria, azúcar, parmesano y gorgonzola. Añadir el jugo de lima fresco y batir bien con una batidora eléctrica al máximo.

Sazonar cada pechuga de pollo con sal y orégano. Poner en una sartén grande. Agregar la mezcla cremosa, vino, champiñones y ajo.

Cocinar por 30 minutos, revolviendo constantemente.

Información nutricional por porción: Kcal: 499 Proteínas: 17.9g, Carbohidratos: 33.7g, Grasas: 32.1g

25.   Diván de Pollo

Ingredientes:

2 pechugas de pollo en mitades, en cubos

14 onzas brócoli, rallado

1 cucharadita jengibre molido

2 cucharadas de aceite de oliva

1 taza crema agria

2 cebollas verdes, en trozos finos

2 dientes de ajo, aplastados

½ taza parmesano rallado

½ taza pan rallado

½ taza de agua

1 cucharadita de sal

Preparación:

En un tazón, combinar una taza de crema agria con ajo, parmesano, pan rallado, jengibre y agua. Revolver bien para combinar. Añadir 2 cucharadas de aceite de oliva y mezclar nuevamente.

Poner los ingredientes en una olla a presión y cocinar por 30 minutos.

Información nutricional por porción: Kcal: 244 Proteínas: 18.3g, Carbohidratos: 14.7g, Grasas: 13.1g

26.   Pollo a la Miel y Ajo en Olla a Presión

Ingredientes:

1 libra pechuga de pollo, sin hueso ni piel

1 ½ tazas de caldo de pollo

½ cucharada pimienta negra recién molida

2 dientes de ajo, aplastados

½ cucharada polvo de ajo

Preparación:

Tomar la olla a presión y poner en ella la pechuga de pollo. Añadir el caldo, polvo de ajo y pimienta, junto con los dientes de ajo.

Asegurar la tapa y cocinar por 25 minutos al máximo.

Información nutricional por porción: Kcal: 326 Proteínas: 32.5g, Carbohidratos: 39.9g, Grasas: 14.8g

27.   Patas de Pollo Asadas

Ingredientes:

2 libras cuartos traseros de pollo, con piel y hueso

1 cucharada polvo de chile

1 cucharada de albahaca fresca, en trozos finos

¼ cucharadita de pimienta negra, recién molida

½ cucharadita de sal marina

1 taza de agua de coco

1 cucharada de jengibre rallado, fresco

1 cucharada de semillas de cilantro

2 dientes de ajo, aplastados

Preparación:

Poner los cuartos traseros de pollo junto con el ajo en una olla profunda. Añadir las especias. Verter el agua de coco y albahaca fresca.

Tapar y cocinar por 40 minutos a fuego medio.

Luego de 40 minutos, remover la tapa y apagar el fuego. Dejar que el líquido evapore.

Información nutricional por porción: Kcal: 170 Proteínas: 18.4g, Carbohidratos: 1.1g, Grasas: 10g

28.   Pollo al Queso y Papas

Ingredientes:

2 piezas de pechuga de pollo, por la mitad

3 papas medianas, en rodajas

1 taza de crema agria

¼ taza de Queso parmesano

¼ taza de cheddar rallado

2 cucharadas de Yogurt griego

1 cucharadita de polvo de romero

½ cucharadita de sal

1 cucharada de aceite de oliva

¼ cucharadas de Pimienta cayena

Preparación:

Añadir las papas en rodajas a una olla a presión.

Sazonar la carne con sal y poner encima de las papas. En un tazón, combinar la crema agria, parmesano, cheddar, yogurt griego, aceite de oliva, polvo de romero y pimienta cayena. Batir bien con batidora eléctrica.

Verter la mezcla de queso sobre la carne y tapar. Cocinar por 8 horas a fuego mínimo.

Información nutricional por porción: Kcal: 290 Proteínas: 14.5g, Carbohidratos: 34.5g, Grasas: 11.3g

29. Salmón Glaseado con Brocolini y Espárragos Asados

Ingredientes:

4 (6 oz.) filetes de salmón frescos (sin hueso ni piel)

Para la marinada:

¼ taza de aceite de coco

½ cucharadita de polvo de jengibre

2 dientes de ajo, aplastados

½ cucharadita de sal

½ cucharadita de pimienta negra aplastada

Para los vegetales:

½ libra de brocolini, recortado

½ libra de espárragos, recortados

2 cucharadas de ghi

1 cucharada de jugo de limón orgánico

3 dientes de ajo aplastados

Una pizca de sal y pimienta negra aplastada

Preparación:

Precalentar el horno a 400°. Engrasar una fuente con ghi y dejar a un lado.

Combinar los ingredientes de la marinada en un tazón y mezclar bien.

Poner los filetes en la fuente de horno y verter la marinada encima. Dejar a un lado.

Añadir todos los ingredientes de los vegetales y sacudir para cubrir. Transferir a una fuente de hornear. Asar los filetes junto con los vegetales en fuentes separadas por 15 a 20 minutos. Remojar el pescado con la marinada cada 5 minutos. Remover del horno y dejar a un lado. Continuar cocinando los vegetales hasta que ablanden, remover del fuego y transferir a una fuente para servir.

Cubrir los vegetales con el salmón y servir caliente

Información nutricional por porción: Kcal: 360 Proteínas: 27.1g, Carbohidratos: 23.7g, Grasas: 17.8g

30. Albóndigas Griegas con Salsa Tzatziki de Palta

Ingredientes:

Para las albóndigas:

1 libra carne molida

1 cebolla morada pequeña, picada

1 cucharaditas ajo molido

½ ralladura de limón orgánico

1 cucharadita de orégano seco

½ cucharadita polvo de comino

½ cucharadita de polvo de cilantro

Una pizca de sal marina y pimienta

Para la salsa:

1 palta, sin carozo y en cubos

1 pepino pequeño, sin semillas y en cubos

1 cucharadita de ajo molido

1 cucharada de cebolla morada picada

1 limón orgánico exprimido

2 cucharaditas de eneldo fresco molido

Una pizca de sal y pimienta negra aplastada

Preparación:

Precalentar el horno a 350°. Engrasar una fuente con aceite y dejar a un lado.

Combinar los ingredientes de las albóndigas hasta que estén bien incorporados, y formar bolas de 2 pulgadas. Transferir a la fuente de horno y cocinar por 25 minutos, o hasta que ennegrezcan.

Mientras cocina las albóndigas, añadir todos los ingredientes de la salsa a una procesadora y pulsar hasta que esté suave. Transferir a un tazón y dejar a un lado.

Cuando las albóndigas estén listas, transferirlas a una fuente para servir y verter la salsa encima. Servir inmediatamente.

Información nutricional por porción: Kcal: 441 Proteínas: 18.3g, Carbohidratos: 7.1g, Grasas: 38.2g

31.   Pollo al Coco

Ingredientes:

1 libra de pechuga de pollo de corral, en tiras

4 cucharadas de coco rallado tostado

Para la salsa:

½ taza de salsa Tahini

½ taza leche de coco

2 cucharadas de jugo de lima orgánica

½ cucharada de ajo molido

1 pimiento jalapeño, sin semillas y en trozos

¼ cucharadita de polvo de chile

Preparación:

Precalentar el horno al máximo y poner papel aluminio en una fuente de hornear. Añadir los ingredientes de la salsa a una procesadora y pulsar hasta obtener una mezcla suave. Transferir a un tazón y dejar a un lado. Poner 4 o 5 tiras de pollo en cada pincho, cepillar con ¼ de la mezcla de salsa y llevar a la fuente de hornear.

Cocinar por 5 minutos. Cepillar nuevamente con salsa y cocinar 5-6 minutos más. Remover del horno.

Transferir a una fuente y verter la salsa restante encima. Rociar con coco rallado y servir caliente.

Información nutricional por porción: Kcal: 261 Proteínas: 25.5g, Carbohidratos: 10.2g, Grasas: 14.1g

32.   Pollo al Ajo Horneado con Champiñones

Ingredientes:

1 ½ libras de cuartos traseros de pollo sin piel

½ libra de champiñones cremini en rodajas

1 taza caldo de pollo casero

1 media cabeza de ajo, aplastada y pelada

2 cucharadas de manteca clarificada o ghi

½ cucharadita de polvo de cebolla

½ cucharadita de hojas de salvia secas

¼ cucharadita de pimienta cayena

¼ cucharadita de pimienta negra aplastada

¼ cucharadita de sal

Preparación:

Precalentar el horno a 375°. Sazonar el pollo con sal y pimienta, y dejar a un lado.

En una fuente apta para horno, calentar 1 cucharada de ghi. Sellar ambos lados del pollo por 2 minutos. Remover y transferir a un plato. Dejar a un lado.

Añadir el ghi restante en la misma fuente y calentar a fuego medio/alto. Saltear el ajo hasta que ennegrezca. Agregar los champiñones y caldo, y cocinar hasta que hierva. Remover del fuego, transferir a un plato, y dejar a un lado. Retornar el pollo a la fuente y esparcir la mezcla de champiñones encima. Sazonar con sal y pimienta y hornear por 15 minutos, o hasta que el pollo esté cocido. Remover del horno y transferir el pollo a una fuente. Verter la mezcla de champiñones en una procesadora y pulsar hasta que esté espesa y homogénea.

Verter la salsa sobre el pollo y servir inmediatamente.

Información nutricional por porción: Kcal: 402 Proteínas: 51.4g, Carbohidratos: 7.9g, Grasas: 20.1g

33.   Sopa Crema de Calabaza y Carne

Ingredientes:

1 cucharada de ghi

1 libra de carne molida

1 cebolla, en rodajas finas

2 pimiento jalapeños, sin semillas y en cubos

2 calabacín grande, en cubos

4 tazas de caldo de carne casero

2 ½ tazas de salsa de tomate

2 tazas de calabaza en puré

½ cucharada de polvo de ajo

½ cucharada de orégano seco

Preparación:

Añadir la mitad del ghi en una olla grande y aplicar fuego medio/alto. Dorar la carne por 6-7 minutos, o hasta que se haya cocido. Remover de la olla y transferir a un tazón. Añadir el ghi restante a la olla y saltear las cebollas, pimientos y calabacín por 5 minutos, hasta que ablanden. Agregar una cucharada de agua y cocinar mientras remueve las partes oscuras del fondo de la olla. Verter la carne nuevamente, el puré de calabaza, salsa de tomate y caldo, y hervir. Reducir el fuego al mínimo, y sazonar con sal, polvo de ajo y orégano. Cocinar por 15 a 20 minutos, revolviendo ocasionalmente.

Una vez que la sopa esté espesa, remover del fuego y dividir en tazones individuales. Cubrir con orégano extra y servir caliente.

Información nutricional por porción: Kcal: 80 Proteínas: 4.3g, Carbohidratos: 16g, Grasas: 1.4g

34.   Pollo Asado Relleno de Ajo y Alcachofas

Ingredientes:

6 filetes de pechuga de pollo, corte mariposa

½ taza espinaca bebé trozada

Para el relleno

8 dientes de ajo, aplastados y sin piel

10 alcachofas medianas

1 cucharadita de sal

½ cucharadita de pimienta blanca molida

1 taza perejil fresco molido

4 cucharadas de ghi o aceite de oliva extra virgen

Preparación:

Precalentar el grill a fuego máximo y cepillar con aceite. Añadir todos los ingredientes del relleno, excepto el aceite, a una procesadora, y pulsar hasta obtener una mezcla suave. Pulsar nuevamente y añadir gradualmente el aceite hasta que se incorpore.

Rellenar cada pechuga con cantidades iguales de la mezcla de alcachofa y espinaca bebé trozada.

Doblar el filete lentamente y asegurar el lado con un pincho remojado. Sazonar con sal y pimienta blanca, y rociar con aceite encima.

Reducir la temperatura del grill a medio y grillar el pollo por 6 minutos de cada lado.

Una vez que esté listo, transferir a una fuente y servir con perejil fresco picado encima.

Información nutricional por porción: Kcal: 514 Proteínas: 44.8g, Carbohidratos: 14.8g, Grasas: 32.1g

35.   Calabaza

Ingredientes:

1 ½ tazas de leche de coco

½ taza de almendras o nueces pecanas picadas

2 bananas amarillas maduras, en rodajas

3 cucharadas de manteca de almendra

4 huevos

¼ cucharadita de canela

1 ½ tazas de puré de calabaza

Preparación:

Precalentar el horno a 350°.

Añadir todos los ingredientes a un tazón, y mezclar con una batidora de mano a velocidad media por 5 minutos, o hasta que esté bien combinado. Transferir a una fuente de hornear engrasada y cubrir con las nueces picadas. Cocinar por 30 minutos. Remover del horno y dejar reposar por 10 minutos.

Dejar enfriar 30 minutos antes de servir, o servir caliente.

Información nutricional por porción: Kcal: 207 Proteínas: 87.9g, Carbohidratos: 48g, Grasas: 20g

36.   Omelette Blanco

Ingredientes:

1 cucharadita de aceite de oliva

1 taza de claras de huevo, batidas (de corral)

1 taza de pechuga de pollo cocida, rallada

1 manzana madura, sin centro y sin piel, en cubos

½ taza verdes de ensalada rallados

2 cucharadas de avellanas tostadas aplastadas

Una pizca de sal y pimienta negra

Preparación:

En una sartén, aplicar fuego medio/alto y añadir el aceite. Agregar el pollo, sazonar con sal y pimienta, y cocinar hasta que dore. Agregar las manzanas y cocinar por 1 minutos más. Transferir a un plato y dejar a un lado. Añadir los verdes de ensalada a la sartén y cocinar por 1 minuto. Volver el pollo a la sartén. Verter las claras de huevo, esparciendo homogéneamente sobre el fondo. Cubrir con las avellanas. Tapar y reducir el fuego al mínimo. Cocinar por 5 minutos, o hasta que los huevos estén listos.

Servir inmediatamente.

Información nutricional por porción: Kcal: Proteínas: 4.4g, Carbohidratos: 23g, Grasas: 3g

37.   Salmón con Tomates

Ingredientes:

1 taza tomates cherry, en cubos

1 cucharada aceite de oliva

4 filetes de salmón (de 6 onzas cada uno)

2 cucharadas pasta de curry roja

¼ taza albahaca fresca, en trozos

Una pizca de sal y pimienta negra

Preparación:

Precalentar el horno a 400°. Engrasar una fuente con aceite y dejar a un lado. Mezclar los cubos de tomate, pimienta negra, sal y 1 cucharada de pasta de curry roja en un tazón, y sacudir para combinar. Llevar a la fuente engrasada y esparcir bien.

Cubrir los filetes con la pasta restante y rociar con sal y pimienta de ambos lados. Poner los filetes encima de la mezcla de tomate y hornear por 20 minutos.

Transferir a un plato y servir caliente con albahaca picada encima.

Información nutricional por porción: Kcal: 248 Proteínas: 34.7g, Carbohidratos: 3.6g, Grasas: 9.7g

38.   Sopa de Brócoli

Ingredientes:

1 taza de brócoli trozado

1 zanahoria pequeña

1 cebolla pequeña

Un poco de sal

Pimienta

Aceite

Preparación:

Lavar las cebollas y zanahorias. Ponerlas junto con el brócoli en agua salada y cocinar. Cuando estén blandos, llevar a una procesadora. Pulsar. Calentar el caldo restante hasta hervir y verter la mezcla de brócoli. Cocinar hasta que espese, con un poco de aceite.

Servir caliente.

Información nutricional por porción: Kcal: 150 Proteínas: 5.2g, Carbohidratos: 15.4g, Grasas: 7g

39.　Cordero al Coco

Ingredientes:

½ taza Aceite de coco extra virgen

1 pimiento verde, en cubos

1 pimiento amarillo, en cubos

Una pizca de sal y pimienta

1.5 libra de chuletas de cordero

1 taza de aceitunas verdes

6 tomates, en rodajas

1 cebolla, sin piel

Una pizca de perejil

Preparación:

Calentar el aceite en una cacerola. Añadir los pimientos, tomates, sal, aceitunas, pimienta, perejil y cebolla.

Saltear las chuletas de cordero en una sartén aparte. Una vez listas, transferir a la cacerola.

Ajustar la sazón y su cordero estará listo.

Información nutricional por porción: Kcal: 280 Proteínas: 15.9g, Carbohidratos: 23.6g, Grasas: 14g

40.   Pasta de Arroz con Col Rizada

Ingredientes:

8 tazas de Col rizada, en trozos finos y sin ramas

2 grape tomates, por la mitad

6 onzas espagueti de harina de arroz

1/3 taza de almendras asadas en trozos

2 cucharadas de aceite de oliva

2 dientes de ajo en trozos

¼ taza pecorino rallado

1 cebolla morada, en rodajas

Una pizca de pimienta negra y sal Himalaya en cristales

Preparación:

Hervir los espaguetis de acuerdo a las instrucciones del paquete. Colar pero retener ¼ taza del agua.

Tomar una sartén grande y poner a fuego medio/alto. Verter el aceite de oliva, y una vez que esté caliente, añadir la sal, pimienta, ajo y cebolla. Cocinar hasta que ennegrezcan, unos 5 minutos. Añadir la col rizada y cocinar 3 minutos más. Verter los tomates y continuar cocinando hasta que ablanden.

Cubrir con cristales de sal Himalaya para mejorar los valores nutricionales.

Verter esta mezcla junto con el agua de espagueti sobre la pasta y poner los otros ingredientes encima. Sacudir para combinar.

Información nutricional por porción: Kcal: 314 Proteínas: 9.6g, Carbohidratos: 38.8g, Grasas: 14.6g

41.   Filete de Salmón de Alaska

2 piezas de filetes de salmón de Alaska, de unas 3.5 libras cada uno

1 cucharada de pimiento rojo

1 cucharada de polvo de chile

2 cucharadas de Cristales de sal Himalaya

1 cucharada de nuez moscada molida

1 cucharada de polvo de ajo

1 cucharada de pimienta negra

1 ½ cucharadas de azúcar negra

2 cucharadas de semillas de apio

2 cucharadas de mejorana seca

Preparación:

Esta receta es increíblemente simple de preparar, como verá a continuación:

Frotar todas las especias sobre la parte carnosa del salmón. Aplicar una capa de aceite de oliva encima.

Poner el salmón en un grill. Cocinar ambos lados por 10 minutos y servir.

Información nutricional por porción: Kcal: 131 Proteínas: 4.4g, Carbohidratos: 23g, Grasas: 3g

42.   Hamburguesas de Carne y Arándanos

Ingredientes:

12 onzas de carne molida

2 cucharaditas de mostaza

Una pizca de Cristales de sal Himalaya y pimienta

1/3 taza de arándanos frescos

1 cucharadita de salsa de tomate orgánica

2 dientes de ajo molidos

Panes de hamburguesa sin gluten

Preparación:

Poner los arándanos junto con la salsa de tomate, sal, pimienta, mostaza, vinagre y ajo en una procesadora, y pulsar. Verter la mezcla en un tazón grande.

Añadir la carne al tazón y aplastarla junto con los otros ingredientes. Dividir la mezcla para formar hamburguesas.

Poner las hamburguesas en el grill y cocinar por 5 minutos de cada lado. Servir con los panes de hamburguesa sin gluten y aderezos a elección.

Información nutricional por porción: Kcal: 206 Proteínas: 18.6g, Carbohidratos: 13.7g, Grasas: 9.1g

43.   Filete al Champiñón

Ingredientes:

1 ½ libras de filetes de ternera

2 pimientos rojos, en trozos

1 cebolla blanca, en rodajas finas

8 onzas de champiñones en cuartos

2 cucharaditas ajo molido

2 pinches of comino molido

2 pinches of polvo de chile

1 palta madura, en rodajas

1 cucharada de ghi

Sal y pimienta negra aplastada

Para la marinada

3 cucharadas de aceite de oliva extra virgen

2 cucharaditas de ajo molido

3 cucharadas de jugo de lima orgánica

½ cucharadita de comino molido

½ cucharadita de polvo de chile

½ cucharadita de pimienta cayena

½ cucharadita sal

½ cucharadita pimienta negra aplastada

Preparación:

Combinar los ingredientes de la marinada en un tazón, añadir el filete y sacudir para combinar. Dejar reposar por 1 hora en la nevera.

Precalentar el grill a fuego medio/alto. Remover la carne de la marinada y cocinar por 5 a 6 minutos de cada lado. Transferir a una tabla de cortar y dejar reposar.

En una cacerola a fuego medio/alto, calentar el ghi. Saltear las cebollas, ajo y pimientos por 5 minutos, y añadir los champiñones. Cocinar por 2 minutos y agregar el comino y polvo de chile. Sazonar con sal y pimienta a gusto, cocinar por 2 minutos más y remover del fuego.

Cortar la carne en rodajas finas y poner en una fuente. Añadir los vegetales salteados y la palta, y servir inmediatamente.

Información nutricional por porción: Kcal: 265 Proteínas: 34.7g, Carbohidratos: 9.7g, Grasas: 9.1g

44. Chuletas de cordero

Ingredientes:

2 libras de chuletas de cordero

Sal y pimienta negra aplastada

Para la marinada:

6 dientes de ajo aplastados

1 cebolla morada, en cubos

1 cucharada de hojas de romero frescas picadas

2 pimientos escoceses, sin semillas y en cubos

1 cebollín mediano, en trozos

1 cucharadita de mezcla de especias

2 cucharadas de aceite de oliva extra virgen

Preparación:

Combinar los ingredientes de la marinada en una procesadora y pulsar para combinar. Transferir a un tazón y dejar a un lado.

Sazonar la carne con sal y pimienta de ambos lados y añadirla a la marinada. Cubrir bien y dejar reposar por 1 hora.

Precalentar el grill a fuego medio/alto y cepillar con aceite. Cocinar las chuletas por 8 a 10 minutos de cada lado. Transferir a un plato y dejar reposar por 5 minutos antes de servir.

Información nutricional por porción: Kcal: 226 Proteínas: 15.9g, Carbohidratos: 2g, Grasas: 17.6g

45.   Chuletas de Cerdo Grilladas y Batatas

Ingredientes:

Para la batata:

2 batatas medianas, en cuartos

1 cucharada de aceite de oliva extra virgen

½ cucharadita de pimiento rojo

½ cucharadita de canela molida

Una pizca de sal

Una pizca de pimienta negra aplastada

Para la chuleta de cerdo:

4 chuletas de cerdo orgánicas

½ cucharada de pimiento rojo

Sal y pimienta negra aplastada

Para la salsa de mango:

½ taza mango maduro en puré

1 cucharada de ghi

1 cucharada de vinagre de sidra de manzana

Una pizca de pimienta negra molida

Preparación:

Añadir todos los ingredientes de la salsa en una cacerola a fuego medio. Cocinar por 5 minutos, o hasta que hierva, revolviendo ocasionalmente. Transferir a un tazón y dejar a un lado.

En un tazón aparte, añadir las batatas y rociarlas con los ingredientes secos. Agregar el aceite y sacudir para distribuir. Sazonar las chuletas con pimienta, sal y pimiento de ambos lados.

Precalentar un grill a fuego medio/alto y cepillar con aceite. Grillar las batatas de un lado y el cerdo en otro. Tomar la mitad de la salsa de mango y cepillar ambos lados de la carne mientras se cocina.

Grillar las batatas por 10 minutos de cada lado. Grillar las chuletas por 8 minutos de cada lado.

Poner las chuletas y batatas en una fuente para servir y rociar con la salsa de mango restante.

Información nutricional por porción: Kcal: 470 Proteínas:40.1 g, Carbohidratos: 65.5g, Grasas: 6g

46.   Filetes Grillados

Ingredientes:

4 filetes de ternera

Aceite de oliva extra virgen, para engrasar

2 cucharadas de pimentón ahumado

1 cucharadita de polvo de cebolla

1 cucharadita de polvo de ajo

1 cucharadita de polvo de chile

1 cucharadita de cilantro molido

½ cucharadita de sal

½ cucharadita de pimienta negra aplastada

Preparación:

Precalentar el grill a fuego máximo y cepillar con aceite. Combinar los ingredientes secos en un tazón. Frotar la mezcla en ambos lados de la carne y grillar por 5 a 6 minutos de cada lado. Transferir a un plato, cubrir con papel aluminio, y dejar reposar por 10 minutos antes de servir.

Información nutricional por porción: Kcal: 171 Proteínas: 13g, Carbohidratos: 18.3g, Grasas: 5.2g

47.   Camarones Grillados Especiados con Limón

Ingredientes:

1 libra de camarones frescos, pelados y sin vaina

1 limón orgánico, en gajos para servir

1 cucharada de perejil fresco picado, para servir

Para la marinada:

4 cucharadas de ghi o aceite de oliva extra virgen

1 cucharadita de ajo molido

2 cucharadas de jugo de limón orgánico

½ cucharadita de sal

½ cucharadita de pimienta negra aplastada

½ cucharadita de hojas de tomillo seco

½ cucharadita de orégano seco

Preparación:

Combinar los ingredientes de la marinada en un tazón mediano y mezclar bien. Poner los camarones dentro y cubrir con la marinada. Tapar y dejar reposar por 1 hora.

Precalentar un grill a fuego máximo y cepillar con aceite. Insertar 2 a 3 camarones en cada pincho, cepillar con la marinada y cocinar por 3 minutos de cada lado.

Transferir a una fuente y servir caliente con gajos de limón, rociado con perejil fresco.

Información nutricional por porción: Kcal: 112 Proteínas: 1.1g, Carbohidratos: 2.7g, Grasas: 11.6g

48.   Filete con Salsa Chimichurri

Ingredientes:

Para el filete:

1 libra de filete de ternera, sin grasa

Sal y pimienta negra aplastada

Para la salsa:

½ taza perejil fresco picado

½ taza cilantro fresco molido

¾ taza de aceite de oliva extra virgen

3 cucharadas de vinagre de vino tinto

2 cucharaditas de ajo molido

1 cucharadita de copos de pimienta roja aplastados

½ cucharadita de sal

½ cucharadita de pimienta negra aplastada

Preparación:

Añadir todos los ingredientes de la salsa a una procesadora y pulsar hasta que esté homogéneo. Transferir a un tazón y dejar a un lado.

Precalentar un grill y cepillar con aceite.

Sazonar la carne con sal y pimienta negra, y grillar por 5 a 6 minutos de cada lado. Cuando esté listo, transferir a una tabla de cortar y dejar reposar por 6 minutos. Cortar la carne en rodajas y transferir a una fuente.

Servir con la salsa chimichurri.

Información nutricional por porción: Kcal: 320 Proteínas: 34.7g, Carbohidratos: 22.6g, Grasas: 8.2g

OTROS TITULOS DE ESTE AUTOR

70 Recetas De Comidas Efectivas Para Prevenir Y Resolver Sus Problemas De Sobrepeso: Queme Calorías Rápido Usando Dietas Apropiadas y Nutrición Inteligente

Por

Joe Correa CSN

48 Recetas De Comidas Para Eliminar El Acné: ¡El Camino Rápido y Natural Para Reparar Sus Problemas de Acné En 10 Días O Menos!

Por

Joe Correa CSN

41 Recetas De Comidas Para Prevenir el Alzheimer: ¡Reduzca El Riesgo de Contraer La Enfermedad de Alzheimer De Forma Natural!

Por

Joe Correa CSN

70 Recetas De Comidas Efectivas Para El Cáncer De Mama: Prevenga Y Combata El Cáncer De Mama Con una Nutrición Inteligente y Alimentos Poderosos

Por

Joe Correa CSN

www.ingramcontent.com/pod-product-compliance
Lightning Source LLC
Chambersburg PA
CBHW051032030426
42336CB00015B/2832